QUELQUES MOTS

SUR LA VACCINE

ET SUR LA NÉCESSITÉ

DE LA REVACCINATION

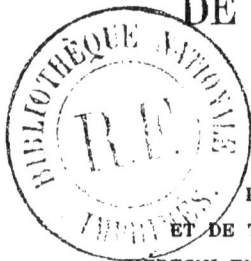

PAR M. PINGAULT

DOCTEUR EN MÉDECINE,
PROFESSEUR DE MATIÈRE MÉDICALE
ET DE THÉRAPEUTIQUE A L'ÉCOLE DE MÉDECINE,
MÉDECIN EN CHEF DE LA PRISON, MÉDECIN DE L'HOTEL-
DIEU, MÉDECIN CONSULTANT DE L'HOSPICE, DE LA MATERNITÉ,
MÉDECIN DE LA SALLE D'ASILE MODÈLE, DE LA SOCIÉTÉ
PHILANTHROPIQUE, ET DU BUREAU DE BIENFAISANCE;
CONSERVATEUR DU VACCIN POUR LE DÉPARTEMENT
DE LA VIENNE ; MEMBRE DE PLUSIEURS
SOCIÉTÉS SAVANTES.

Extrait des Bulletins de la Société d'Agriculture de Poitiers.)

POITIERS

HENRI OUDIN, IMPRIMEUR-LIBRAIRE.

—

1872

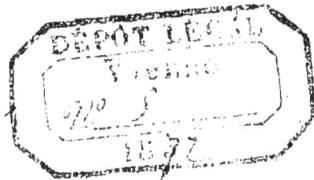

QUELQUES MOTS SUR LA VACCINE

DES REVACCINATIONS.

Les vaccinations très-nombreuses que j'ai faites chaque
année depuis 1827 et notamment dans le cours des deux
dernières années qui viennent de s'écouler (1870 et 1871) pendant lesquelles nous avons subi les rigueurs d'une épouvan-
table épidémie de variole qui a du reste sévi sur toute la France;
les observations nombreuses que j'ai faites sur les revaccinations, sur leur nécessité et sur les avantages incontes-
tables qu'elles ont produits en face de quelques préjugés qui
se sont élevés contre elles, me font un devoir de présenter
quelques réflexions sur la vaccine et sur les revaccinations.

Quelle idée doit-on se faire de la vaccine ?

La vaccine est une affection éruptive virulente, transmise
accidentellement et primitivement du cheval à la vache,
volontairement de la vache à l'homme, puis régulièrement de
l'homme à l'homme par inoculation.

Cette affection, qui préserve des atteintes de la variole elle-
même, est caractérisée par une pustule développée au point
d'inoculation.

L'absorption du virus vaccin après l'inoculation se fait
avec une promptitude extrême, comme cela a lieu pour tous
les autres virus.

Dès sa pénétration dans l'organisme, l'élaboration de ce
virus commence immédiatement; il y a incubation. Cette
incubation est le temps de l'affection produite par la pré-
sence du virus dans l'économie pendant lequel l'organisme
élabore le virus et le met en état de produire une détermi-
nation, une manifestation locale qui devient comme la si-
gnature de l'affection, qui consiste dans l'état général de
l'organisme infecté par le virus, tandis que l'accident local,

la pustule n'est rien ; l'affection est tout. La pustule passe;
l'affection reste, c'est elle qui, pendant une période d'années
plus ou moins longue, donne au sujet vacciné l'immunité
en vertu de laquelle il est préservé de la variole.

La variole et la vaccine ne sont qu'une seule et même
maladie, produite par un seul et même virus, le virus varioleux. Quand vous vaccinez un individu, c'est le virus varioleux que vous jetez dans son organisme ; c'est l'affection
varioleuse que vous y faites naître ; c'est l'affection varioleuse
que vous verrez apparaître sur les piqûres d'inoculation;
c'est une variole que vous déterminez, variole bénigne, mi-
tigée extraordinairement, atténuée sans doute par le passage
du virus varioleux à travers l'organisme du cheval et de la
vache, mais toujours une variole : la preuve, c'est que l'inoculation du vaccin détermine tous les phénomènes locaux
de l'inoculation du virus variolique, la papule, la vésicule, la
pustule ombiliquée, etc.

Il y a une fièvre primaire éruptive, souvent fugace il est
vrai, mais incontestable : elle se manifeste ordinairement à
l'époque de la première apparition de la maladie, de la fin du
troisième jour au commencement du quatrième. Vers le sep-
tième ou huitième, au moment où les phénomènes de l'inflammation locale atteignent leur summum d'intensité, où
l'auréole s'étend, où s'établissent la suppuration et l'exsudation
plastique, il se développe un deuxième mouvement fébrile,
une fièvre secondaire ou de suppuration. L'observateur qui
sait chercher et voir ces mouvements fébriles qui sont le
plus souvent minimes et fugaces, découvre là l'ébauche,
l'image très-affaiblie de ces mouvements fébriles si manifestes
dans la variole.

L'affection vaccinale est donc le produit de l'absorption et
de l'élaboration du virus par l'organisme. Cette élaboration
est inconnue dans son essence; ses actes intimes sont invi-
sibles parce qu'ils se passent dans les profondeurs de l'économie ; mais ils sont manifestes dans leurs résultats qui sont
la production d'une maladie locale spécifique, et la création

de l'immunité ou préservation contre l'affection varioleuse. Cette maladie locale n'a d'autre rôle que celui d'indiquer que l'affection est constituée, que l'infection de l'organisme et par conséquent l'immunité est produite : elle ne contribue en rien par elle-même à la création de l'immunité de la préservation : il en résulte que pour reconnaître si cette immunité existe et quel en est le degré, il n'y a qu'un moyen, la revaccination.

But de la revaccination.

C'est de tâter l'organisme et de savoir s'il est encore ou non en puissance de l'affection, seule garantie de l'immunité.

L'affection vaccinale est prouvée par l'incubation qui suit l'inoculation et qui précède l'éruption de la maladie locale : on peut.donc affirmer que puisqu'il se passe une période de trois jours entre l'inoculation du vaccin et l'éruption vaccinale, il y a incubation ; et s'il y a incubation, il y a maladie générale. L'idée de la revaccination est fondée sur l'existence d'une maladie générale qui laisse après elle l'affection vaccinale ou la vaccine.

A la suite de l'inoculation, l'infection qui survient est une sorte d'empoisonnement de l'organisme, un état général, une modification spéciale de l'ensemble de l'organisme, modification fixe, stable, que l'on espère voir se maintenir pendant toute la durée de la vie du sujet et qui a pour effet de créer en lui une immunité ou préservation permanente qui, commençant au moment de l'inoculation du virus, se conserverait jusqu'à la mort.

On a intérêt à savoir si cette affection demeure permanente ou si à un moment donné elle cesse, et avec elle l'immunité dont elle est le principe et le garant. Or l'expérience a démontré que si cette immunité est réelle et incontestable, elle n'est malheureusement pas indélébile. L'affection est encore prouvée par le raisonnement: il n'y a que les maladies générales qui puissent créer l'immunité, comme la fièvre typhoïde, la peste, la fièvre jaune. Par conséquent, il suffit de savoir que l'immunité existe pour être assuré qu'il existe une maladie générale produite par le vaccin [1]. L'affection est aussi prouvée par la fièvre primaire et secondaire d'éruption et de suppuration. La première de ces fièvres ne peut pas, comme la deuxième, s'expliquer par un travail d'inflammation purement locale ; elle est manifestement le signe du travail général de l'organisme qui élabore la matière virulente et s'efforce de la rendre innocente.

A mesure que les années ont passé sur le vaccin depuis 1798, époque de la publication de la découverte de Jenner et des premières inoculations vaccinales, on s'est aperçu que cette immunité était loin d'être aussi complète qu'on l'avait espéré d'abord.

On en a conclu qu'il fallait la renouveler au moyen d'une nouvelle vaccination pour faire revivre l'affection, et, partant, reproduire l'immunité.

D'après ces considérations, il ne suffit pas, pour décider si un individu jouit ou non de l'immunité vaccinale, de savoir que l'éruption a été normale, qu'elle a suivi régulièrement toutes ses périodes ; il ne suffit pas de voir que l'individu porte des cicatrices qui ont tous les caractères de véritables cicatrices vaccinales ; il faut encore avoir recours à une vaccination d'épreuve, à la revaccination par laquelle on tâte l'organisme, et on s'assure si l'affection, seule cause de l'immunité, exerce encore son influence préservatrice.

La petite-vérole est susceptible de récidiver ; elle n'échappe pas plus que la rougeole et la scarlatine, à ces dérogations accidentelles : pouvait-on espérer que la vaccination eût, pour préserver de la variole, une puissance plus grande que la variole elle-même ?

---

1. Le caractère univoque des maladies virulentes comme des maladies générales est de produire des maladies semblables à elles-mêmes et en même temps de créer l'immunité pour ces maladies ; il n'y a pas antagonisme entre ces maladies. Dans l'immunité dont la variole et le vaccin jouissent l'une contre l'autre, existe la preuve de leur identité.

Le développement de la variole chez un sujet vacciné peut tenir à des causes diverses :

1° A la nature du vaccin employé ;

2° A l'époque éloignée de l'inoculation vaccinale;

3° A des modifications de la santé méconnues dans leur nature, et qui affaiblissent et font fléchir brusquement l'immunité procurée par le vaccin ;

4° A la violence inusitée des germes de la petite-vérole qui triomphent d'une résistance vaccinale ordinaire, comme cela a lieu dans les fortes épidémies, telle que celle qui vient de faire tant de ravages, si bien que dans le quatrième trimestre de 1870 nous avons eu à l'Hôtel-Dieu 212 varioleux sur lesquels nous avons eu 50 décès, et, dans le premier trimestre, de 1871, 404 petites-véroles dont 135 morts. Il faut bien dire que presque tous les décès ont appartenu à la variole noire hémorrhagique qui attestait hautement la gravité et l'intensité de l'épidémie : il y a lieu, dans ce cas, d'évoquer le degré de la virulence de l'épidémie ;

5° Enfin la récidive peut tenir à des particularités toutes individuelles de santé et de tempérament, qui assignent une durée très-courte à une vaccination en apparence parfaitement réussie. M. Foussarigues s'est ainsi exprimé : « La santé est très-mobile, elle n'est pas aujourd'hui ce qu'elle était hier, elle ne sera pas demain ce qu'elle est aujourd'hui. Le vaccin peut disparaître dans le tourbillon des modifications physiologiques qui sont l'essence même de la santé et de la vie; j'étais préservé dans telle formule de ma santé passée, je ne le suis plus dans les conditions de ma santé présente ; je suis impuissant à expliquer ce fait, je le constate; du reste, aucun signe extérieur ne peut le démontrer. »

Le vaccin a-t-il dégénéré? — Le virus vaccin n'a pas dégénéré; le vaccin humain vaut ce qu'il valait depuis 44 ans que j'ai toujours vacciné, terme moyen 400 individus par an. J'ai toujours remarqué que le virus vaccin pris sur des pustules convenables produisait les mêmes effets avec autant d'activité en 1871 qu'en 1827, époque où j'ai commencé. Mais la pratique de la vaccine n'est pas, comme dans son début, entourée de soins méticuleux; elle est un peu sortie du domaine strictement médical : on vaccine un peu partout, un peu au hasard, un peu n'importe comment, d'une façon rapide, distraite ; on regarde la pustule sans y porter toute l'attention nécessaire et sans trop regarder l'enfant qui va fournir le vaccin : on n'est pas assez soucieux de l'âge de cette pustule : j'ai vu des sages-femmes vacciner avec du vaccin qui ne me présentait pas des conditions convenables, si bien qu'il m'est arrivé avec 5 ou 6 enfants qui m'apportaient du vaccin, de renvoyer une quarantaine de personnes qui attendaient que je les vaccinasse. Quand, en effet, les pustules n'ont pas une maturité convenable, le vaccin qu'on y recueille ne produit après son application qu'une préservation nulle ou très-relative. Mieux vaut n'avoir pas été vacciné ou revacciné que de l'avoir été mal ou imparfaitement : on échappe au moins, dans le premier cas, au péril d'une fausse sécurité.

Dans l'état actuel des choses, la nécessité des revaccinations est évidente. Si ces revaccinations ne réussissent pas dès lors qu'elles ont été pratiquées correctement de bras à bras, par un médecin instruit et avec du vaccin initial d'enfant offrant les meilleures conditions de pureté et de maturité, il faut alors considérer la préservation de la première vaccine comme non éteinte ; si des pustules se développent également dans de bonnes conditions, c'est une garantie temporaire mais utile. Les faits suivants prouvent que les revaccinations en temps d'épidémie sont non-seulement utiles, mais même indispensables.

M. le docteur Jallet a observé que de deux bataillons de mobiles, l'un dont tous les soldats avaient été revaccinés a été complétement épargné par l'épidémie, tandis que l'autre dont les militaires n'avaient pas été revaccinés a été frappé par la maladie qui y a fait beaucoup de victimes dans le cours de l'année 1870. Pendant le mois d'octobre, au moment où l'épidémie sévissait violemment à Poitiers, j'ai revacciné 120 pénitentes dans la maison dite du Bon-Pasteur : dans cet

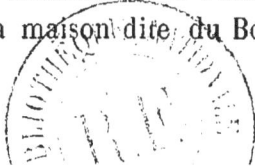

établissement il y avait alors vingt madelonnettes qui ont refusé de se faire revacciner ; il ne s'est pas présenté un seul cas de variole parmi les pénitentes revaccinées, tandis que les madelonnettes qui s'étaient soustraites à l'influence d'une nouvelle vaccination ont presque toutes été prises, plusieurs ont succombé. J'ai fait le service de l'Hôtel-Dieu du 1er août au 30 novembre 1870 : pendant ces 4 mois j'ai eu à la fois de 50 à 115 petites-véroles ; ce nombre s'est accru et s'est élevé au chiffre de 150 à la fois. Comme j'avais eu la précaution de revacciner toutes les Sœurs de l'hôpital dans les premiers jours d'août, aucune d'elles n'a été atteinte par ce fléau ; j'ai revacciné toutes les Sœurs de la Communauté du Sacré-Cœur, toutes celles de la Communauté des Hospitalières, tous les Pères Jésuites et leurs élèves. Pas un seul de tous ceux que j'ai revaccinés n'a eu la petite-vérole ; je puis en dire autant de tous les individus que j'ai revaccinés chez moi ; tandis que je connais plusieurs individus qui ont refusé d'être revaccinés et qui ont été pris et enlevés par l'épidémie. Jenner exagérait évidemment quand il croyait à une préservation absolue : de son temps on était probablement mais non sûrement préservé quand on avait subi la vaccination, comme cela a lieu de notre temps.

La revaccination est nécessaire quand la vaccination initiale n'a laissé que des stigmates incomplets et en temps d'épidémie lors même que les traces d'une vaccination antérieure sont complètes.

Lorsque dans une famille, hors même des temps d'épidémie, un membre déjà vacciné est atteint de petite-vérole, il est prudent de revacciner les autres membres qui la constituent : parce que dans une famille les individus qui lui appartiennent se ressemblent par les aptitudes comme par les traits du visage et l'expression de la physionomie.

Après une bonne vaccine, c'est surtout de 20 à 25 ans qu'il faut revacciner, car cette période de la vie est celle qui fournit la plus grande mortalité pour la variole : à tout autre âge on peut le faire. J'ai vu 2 enfants de 7 à 8 ans chez lesquels une revaccination a été exceptionnellement couronnée de succès. Du reste une revaccination sert dè pierre de touche et inspire de la sécurité : quel que soit l'âge où on arrive en temps d'épidémie, on doit se faire revacciner. On avait donné pour règle de se faire revacciner tous les dix ans : cela est exagéré.

Le fait d'une éruption variolique antérieure ne doit pas dispenser d'une revaccination : car on peut gratifier du nom de petite-vérole une simple varicelle dont le pouvoir préservateur est réel ; mais si on porte les traces d'une variole confluente, la revaccination peut être inutile.

Partout où j'ai pu suivre les résultats de mes revaccinations, j'ai eu un tiers et quelquefois une moitié de réussite [1]. Ce n'est pas seulement en France qu'on a compris la nécessité des revaccinations ; en Allemagne, le gouvernement a ordonné la revaccination des militaires, et il a obtenu des résultats favorables à cette pratique.

Du reste, la vaccine est obligatoire dans plusieurs pays, ce qui n'existe pas en France.

En Angleterre elle est obligatoire et gratuite ; en Autriche, la loi donne le droit de séquestration contre les personnes qui refusent de se faire vacciner ; en Suède, il y a contre ceux qui refusent la bienfaisance de la vaccine, graduation corrective, d'abord la réprimande, ensuite une amende ; en Prusse, en Bavière la loi exige de ceux qui contractent mariage l'exhibition d'un certificat de vaccine. Il faudrait faire aussi en France de la vaccination et de la revaccination une obligation expresse qui contraindrait aussi les individus à permettre qu'on prenne du vaccin sur les enfants, après la réussite de l'opération. Personne ne pourra se faire idée des difficultés que j'ai éprouvés pour vacciner pendant 18 mois, dans le cours des deux dernières années, bien que j'aie toujours eu l'habitude de vacciner le même jour et à la même heure : il m'a fallu souvent, après m'être rendu moi-même chez les parents

---

1. C'est presque toujours chez les personnes les plus âgées que cette réussite a eu lieu.

des enfants, après avoir vu le vaccin et avoir obtenu des parents une promesse de m'apporter les enfants pour me donner du vaccin, il m'a fallu très-souvent les envoyer chercher plusieurs fois pour les faire venir, et quelquefois il est arrivé que pas un n'est venu : on m'a ainsi fait perdre mon vaccin à plusieurs reprises, pendant que j'avais chez moi de 30 à 50 personnes qui attendaient avec grande impatience pour être vaccinées. Il faudrait trouver un moyen plus ou moins coercitif.

Je ne puis m'empêcher de remercier au nom de l'humanité quelques membres du Conseil général qui ont eu l'idée de proposer la dépense de 1,500 fr. pour être répartis à raison d'un franc par enfant pour les indigents qui font vacciner leurs enfants : cette indemnité donnée dans ce but n'est plus aujourd'hui nécessaire, car on ne rencontre presque pas de résistance pour vacciner les enfants. C'est pour obtenir de prendre du vaccin qu'on rencontre, chez beaucoup d'individus, chez les personnes aisées comme chez quelques indigents, une résistance invincible : à coup sûr, un franc serait une indemnité illusoire dans ce cas. Il faudrait que le médecin pût faire intervenir une loi quelconque qui obligerait à donner du vaccin quand on en a reçu, ou l'intervention du procureur du gouvernement, ou celle du commissaire de police en chef.

Comment doit-on se faire vacciner et revacciner ?

1° Il faut vacciner le plus tôt possible sans inconvénient dès la naissance. M. Husson dont l'autorité en matière de vaccine est si considérable a vacciné ses deux enfants, l'un à douze heures et l'autre à quatorze heures. Voici deux faits qui prouvent la nécessité de vacciner le plus promptement possible les enfants, surtout lorsqu'il y a des cas de variole. Madame B... venait d'avoir un enfant du sexe masculin né dans les meilleures conditions, il était fils unique ; une jeune femme, qu'on avait prise pour soigner la mère et l'enfant, eut une petite-vérole volante. Consulté sur ce qu'il fallait faire, après avoir renvoyé la garde-malade, je donnai le conseil de vacciner l'enfant le plus tôt possible. La sage-femme qui avait accouché la mère de l'enfant ayant dit qu'il était imprudent de vacciner cet enfant si jeune (il n'avait que 4 jours), qu'il valait mieux attendre l'époque du mois de mai, l'enfant n'a pas été vacciné ; mais, douze jours après, il a eu la petite-vérole et a été victime de cette maladie. J'ai, après la mort de l'enfant, revacciné la mère qui le nourrissait; le vaccin a bien réussi, et Madame B... n'a pas eu la petite-vérole.

Il y a quelques années, une sage-femme qui avait chez elle son fils atteint et convalescent d'une petite-vérole grave, ayant accouché une jeune femme dans la rue Cloche-Perse, allait tous les jours emmaillotter le nouveau-né ; elle était imprégnée des miasmes de la petite-vérole qu'elle avait puisés près de son fils en lui donnant des soins nuit et jour pendant près d'un mois ; elle n'a point eu la variole parce qu'elle avait été vaccinée, et que sa vaccination primordiale la tenait encore dans un état d'immunité. Cependant les miasmes qu'elle portait ont donné la petite-vérole à l'enfant qui a succombé : si cet enfant avait été vacciné le lendemain ou le surlendemain de sa naissance, il n'aurait pas eu la petite-vérole.

On a dit qu'en vaccinant les enfants peu de temps après leur naissance, il y avait à craindre de voir l'évolution des pustules amener des accidents locaux tels qu'érysipèle, engorgement des glandes de l'aisselle, abcès, et s'accompagner d'une réaction générale très-vive. Cette crainte est purement théorique ; seulement il est prudent de mettre un peu d'intervalle entre les piqûres et de ne faire que deux piqûres par bras. J'ai vu chez quelques enfants survenir un peu d'érysipèle et de gonflement du bras lorsque les 3 piqûres qu'on fait habituellement sont trop rapprochées et qu'elles ont produit chacune une pustule.

On peut vacciner avec un égal succès dans toutes les saisons : en 1835 et en 1870 j'ai vacciné pendant une température de 5 à 8 et à 9 degrés au-dessous de 0, et j'ai obtenu les succès les plus satisfaisants. Des familles attendent placidement le printemps et s'exposent à des chances de variole. Le vaccin prend dans toutes les saisons, et il est bon en tout temps ; le préjugé qui fait attendre la belle saison est très-fâcheux.

Lorsqu'il règne une épidémie, les périodes de dentition ne doivent pas empêcher de vacciner s'il y a urgence à le faire ; s'il n'y a pas d'épidémie, il est utile de surseoir pour ne pas compliquer du malaise propre à la vaccine celui qui accompagne l'évolution dentaire.

Il n'y a pas d'âge qui préserve de la variole les sujets non vaccinés. C'est une erreur de penser que les gens âgés non vaccinés et qui n'ont jamais eu la petite-vérole soient par leur âge à l'abri de ses atteintes : on cite le fait d'un centenaire qui a succombé à cette affection[1]. En cas d'épidémie il est urgent de revacciner les personnes très-âgées ainsi que les adultes. Cette précaution doit s'étendre à tous les serviteurs : la variole est souvent apportée dans les familles par des domestiques ou des nourrices.

Le vaccin dit animal n'a aucune supériorité sur le vaccin humain.

La vaccination et la revaccination ne peuvent être bien et sûrement pratiquées que par le médecin, qui devra toujours revoir l'enfant vacciné afin d'apprécier les pustules qui résultent de la vaccination. Manœuvrer la lancette n'est pas la moindre partie de la vaccination : il faut que cette lancette soit introduite horizontalement et superficiellement entre le derme et l'épiderme ; il faut que la pointe ne soit pas tenue en haut ; il faut reconnaître les qualités du sujet vacciné ; distinguer les boutons de la vraie vaccine de ceux de la fausse vaccine ; déterminer le moment précis et variable suivant chaque enfant, où les boutons sont mûrs pour fournir un bon vaccin : il faut aussi beaucoup de précautions pour prendre le vaccin sur la pustule avec la lancette ; celle-ci doit être introduite avec ménagement sans faire saigner.

Le vaccin bien choisi ne fait courir aucun danger de

---

1. Vers la fin de l'année de 1870, une femme âgée de 77 ans a eu la petite-vérole, et a succombé.

transmission syphilitique. Si un fait a pu démontrer cette possibilité de la transmission, il a été dû au manque de précautions nécessaires et prouve qu'il faut porter l'institution de la vaccine à la perfection que nos voisins les Anglais lui ont donnée. Ils disent qu'ils n'ont jamais rien vu, chez eux, de semblable aux faits observés en France et en Italie.

Pour mon compte, ayant toujours bien choisi le vaccin et les enfants sur lesquels je le prends depuis 1827, chez tous les individus que j'ai vaccinés et chez ceux que j'ai revaccinés, dont le nombre s'élève à vingt-cinq mille (dans les deux dernières années j'en ai inscrit 5 mille, il en est beaucoup dont je n'ai pu saisir les noms à cause de l'encombrement produit par le grand nombre des personnes qui désiraient se faire vacciner), cet accident ne s'est jamais présenté. S'il était arrivé même chez des individus que je n'aurais pu revoir pour apprécier les résultats de la vaccine, j'en aurais eu connaissance, parce qu'on ne serait pas resté sans se plaindre.

Le vaccin vivant doit toujours être préféré au vaccin en tube ou en plaque.

Si le vaccin ne vieillit pas comme race puisqu'il est aussi bon qu'au commencement de ce siècle, il vieillit comme individu, il meurt : c'est-à-dire que, conservé en plaque ou en tubes, il arrive plus ou moins vite à l'inertie. Le vaccin conservé est un liquide organique séparé de la vie dont il est le produit : il subit alors toutes les modifications chimiques auxquelles sont sujettes les matières qui ont cessé de vivre. Il n'est pas, au bout d'un an, ce qu'il était au bout d'un mois, ce qu'il était au bout d'une heure. Les défaillances apparentes de la vaccine peuvent bien tenir à la multiplicité des vaccinations faites avec du vaccin sur plaque conservé.

Le vaccin spontané de vache, ou vrai cowpox [1], doit être recueilli soigneusement et faire souche pour la vaccination humaine, tandis que le cowpox artificiel, celui qu'on inocule à la vache, n'est pas la même chose. Ces deux virus n'ont pas

---

1. Quand on le trouve, ce qui n'est pas aussi rare qu'on le croit.

la même force de préservation , ni la même aptitude à produire de bons boutons.

On n'affaiblit pas la vaccine d'un enfant en lui prenant du vaccin. Ce préjugé enlève tous les jours à la société une masse précieuse de vaccin ; les mères croient que ce qui est bon à prendre est bon à garder, et elles défendent leurs enfants contre une spoliation qui leur paraît défavorable.

La petite-vérole dont on crèverait toutes les pustules n'en serait pas moins une petite-vérole , de même que le vaccin dont on ouvrirait tous les boutons et qu'on cautériserait après, n'en serait pas moins un bon vaccin.

La crainte d'exposer leurs enfants à de nouvelles causes de souffrances n'est pas fondée ; l'incision des boutons n'est pas plus douloureuse que la section des ongles : il y a plus, le débridement de l'épiderme vide en partie les boutons, diminue l'engorgement et la tension inflammatoire des tissus et procure à l'enfant un soulagement manifeste.

Chez les Pères Jésuites, j'ai donné du vaccin à 82 élèves : j'ai pris, il est vrai, avec beaucoup de précaution tout le vaccin qu'il m'a fallu sur un seul enfant sans qu'il ait été incommodé en quoi que ce soit : il y a une sorte d'égoïsme coupable. pour des parents de garder pour eux , et sans profit aucun , un vaccin qui pourrait servir à préserver un grand nombre d'autres enfants.

La grossesse et l'allaitement ne sont pas des empêchements à la revaccination : on a considéré, gratuitement et très-légèrement, la grossesse et l'allaitement comme une cause d'ajournement de la révaccination. Quand on est au milieu d'une épidémie violente de petite-vérole, il faut s'empresser de revacciner la femme enceinte et la femme nourrice. Ce n'est pas du luxe : on prémunit la femme, on épargne des risques à l'enfant, et on élude une cause d'avortement : que d'avantages réunis et sans le contre-poids du moindre danger !

Il y a tout avantage et il n'y a nul inconvénient à vacciner ou à revacciner en temps d'épidémie. Des gens du monde, des sages-femmes et même quelques médecins ont éloigné des

personnes de se faire revacciner pendant l'épidémie : cette ré-
pugnance n'est pas fondée : le reproche qu'on fait aux revaccinations en temps d'épidémie est une assertion erronée et
périlleuse.

Qui ne sait que les revaccinations en masse pratiquées dans
les petites localités éteignent sur place les épidémies varioli-
ques comme on éteint le feu d'un foyer en enlevant le bois,
qui l'alimente ?

Objections faites à la vaccine.

On a accusé la vaccine d'avoir produit des maux incalcu-
lables : on a dit que si, depuis la découverte de la vaccine
et la pratique de la vaccination, on voit plus de scrofules,
plus de fièvres typhoïdes, plus de phthisies pulmonaires, il
faut s'en prendre à la vaccine qui préserve de la variole il
est vrai, mais qui a déterminé la transformation en scrofule,
en fièvres typhoïdes et en phthisie pulmonaire : de telle sorte
que la vaccine n'a en rien diminué la mortalité, mais qu'elle
n'a fait que la déplacer au préjudice de l'espèce, en la trans-
portant des enfants chez les jeunes gens et les adultes, lesquels, au lieu de mourir de la variole, meurent plus tard
de la fièvre typhoïde et de la phthisie pulmonaire.

On peut répondre à ce pitoyable raisonnement que si l'on
voit aujourd'hui plus de scrofules, plus de fièvres typhoïdes,
plus de phthisies pulmonaires qu'autrefois, cela tient à l'art
du diagnostic qui a progressé et en vertu duquel les médecins
ont pu mettre un nom sur une foule de cas morbides qu'ils ne
savaient pas reconnaître auparavant.

L'identité de la vaccine et de la variole étant démontrée,
le raisonnement des adversaires de la vaccine se trouve sapé
par sa base. Car si la vaccine n'est pas autre chose que la
variole, la vaccination des enfants, loin d'empêcher en eux le
développement de la petite-vérole, la provoque au contraire :
la vaccine ne peut donc être la cause de la fièvre typhoïde,
de la phthisie, des scrofules, qui ne seraient alors que des
accidents de répercussion ou des transformation de la variole

empêchée par la vaccine de se manifester sous la forme naturelle [1].

La vaccination n'est pas une cause d'affaiblissement pour la constitution et pour la santé : comme si le vaccin devait être une panacée, on a porté à sa charge toutes indispositions ou maladies que présente l'enfant après avoir été vacciné.

C'est toujours le paralogisme : *Post hoc, ergo per hoc*, qui transforme un fait de succession en un rapport de causalité.

« Il aurait fallu, dit M. Foussarigues, que les premiers enfants vaccinés eussent ensuite une santé imperturbable et restassent dans des conditions exceptionnelles de prospérité organique pour que la vaccine échappât à cette mauvaise querelle. Il n'en fut rien : la santé, prémunie contre la variole, demeura, pour tout le reste, dans ses conditions ordinaires de fragilité, et tout dès lors lui fut imputé à mal. »

On a encore parlé de dangers de transmission de diverses maladies de l'enfant qui fournit le vaccin à celui que l'on vaccine. Cela est imaginaire : on peut affirmer qu'une vaccination bien faite par un médecin habitué, qui sait ne prendre dans une pustule offrant de bonnes conditions que le virus qu'elle contient est la plus salubre et la plus inoffensive des pratiques.

La vaccine et les revaccinations, loin d'être nuisibles diminuent la mortalité générale : lors même que la petite-vérole survient en temps d'épidémie, chez les sujets qui ont une vaccination primordiale, elle est le plus ordinairement bénigne. Ceux qui ont la précaution de se faire revacciner en sont exemptés. Sous l'influence de la vaccine et des revaccinations, la cécité et la surdité sont plus rares, et la conservation de la beauté entre aussi dans le bilan des avantages que ces deux petites opérations procurent.

---

1. Relativement à la fièvre typhoïde, j'ai présenté, il y a quelques années, un individu âgé de quarante ans, marqué très-abondamment d'une petite-vérole confluente, lequel venait d'être atteint d'une fièvre typhoïde très-grave. A coup sûr, le développement d'une variole intense n'avait pas chez lui empêché la fièvre typhoïde d'exister même à haut degré : là on ne pouvait accuser la vaccine.

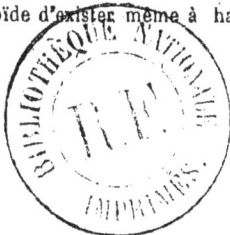

www.ingramcontent.com/pod-product-compliance
Lightning Source LLC
Chambersburg PA
CBHW050424210326
41520CB00020B/6739